HYGIÈNE PROFESSIONNELLE

---

# LA VUE CHEZ LES TYPOGRAPHES

DU MÊME AUTEUR

---

**DU TRAITEMENT DU STRABISME**

Précédé de Notions générales sur le strabisme, avec le Tableau du résultat de 26 opérations et les photographies de 6 strabiques prises avant et après l'opération, par le docteur E. Motais. Paris, 1881, in-8 de 94 pages.

Prix : **5** francs.

HYGIÈNE PROFESSIONNELLE

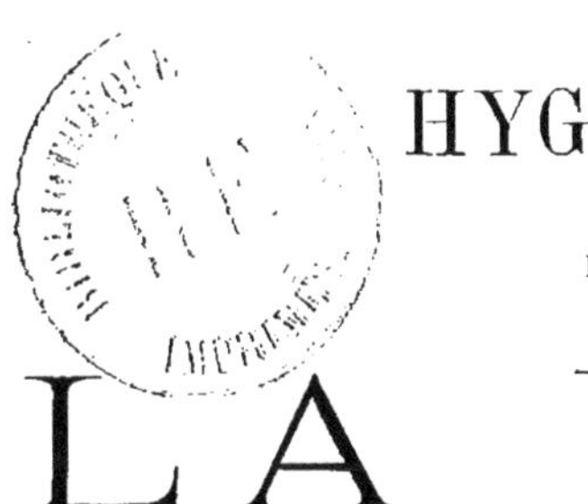

# HYGIÈNE DE LA VUE CHEZ LES TYPOGRAPHES

CONFÉRENCE

PAR LE DOCTEUR MOTAIS

DOCTEUR EN MÉDECINE DE LA FACULTÉ DE PARIS
CHEF DES TRAVAUX ANATOMIQUES
A L'ÉCOLE PRÉPARATOIRE DE MÉDECINE ET DE PHARMACIE D'ANGERS
OFFICIER D'ACADÉMIE
MEMBRE DE LA SOCIÉTÉ DE MÉDECINE D'ANGERS
MEMBRE DU CONSEIL DÉPARTEMENTAL D'HYGIÈNE ET DE SALUBRITÉ PUBLIQUE

PARIS
LIBRAIRIE J.-B. BAILLIÈRE ET FILS
19, RUE HAUTEFEUILLE, 19
(près le boulevard Saint-Germain)

1883

# HYGIÈNE DE LA VUE

## CHEZ LES TYPOGRAPHES

---

MESSIEURS,

Nous avons examiné ensemble l'état de vos yeux ; nous avons essayé de déterminer les lésions que produit sur ces organes si précieux pour tous, mais plus encore pour vous, la profession que vous exercez.

Je viens aujourd'hui, après vous avoir rappelé la méthode que nous avons suivie dans nos recherches, vous exposer les résultats que nous avons obtenus et les prescriptions hygiéniques qui me semblent efficaces et pratiques.

Mais, avant d'entrer dans le vif de notre sujet, je crois devoir vous donner quelques notions élémentaires de l'anatomie et de la physiologie de l'œil. Vous comprendrez mieux ensuite les considérations que j'aurai à développer devant vous.

### APERÇU DE L'ANATOMIE

#### ET DE LA PHYSIOLOGIE DE L'ŒIL.

L'œil a une forme ronde; c'est une sphère de diamètres à peu près égaux dans tous les sens (1).

(1) Le diamètre antéro-postérieur est, en moyenne, de 24 millimètres. — Le diamètre transverse de $23^{mm}1$. — Le diamètre vertical de 23 millimètres.
Le globe de l'œil pèse de 7 à 8 grammes.

Il est composé essentiellement :

1° D'une membrane d'enveloppe (*sclérotique*) blanche, résistante, qui protège les parties internes. Sa moitié antérieure forme ce qu'on appelle vulgairement le blanc de l'œil.

2° Cette membrane devient transparente en avant, pour permettre aux rayons lumineux de pénétrer dans l'œil, et prend le nom de *cornée* (vulgairement vitre de l'œil).

3° Derrière la cornée, existe un espace rempli par de l'eau contenant en dissolution quelques sels (*humeur aqueuse*). La quantité de l'humeur aqueuse équivaut à huit gouttes d'eau.

4° Derrière la cornée et l'humeur aqueuse on aperçoit un voile circulaire diversement coloré (*iris*). C'est l'iris, qui donne aux yeux leur couleur (yeux bruns, noirs, bleus, etc). L'IRIS est percé d'un trou à son centre. Ce trou, qui nous apparaît noir, s'appelle la *pupille*. La pupille a une forme ronde chez l'homme, allongée transversalement chez le bœuf, et ressemble à une fente verticale chez le chat. Elle est destinée à régler la quantité de lumière qui pénètre dans l'œil. A la lumière vive, l'iris se contracte et la pupille se resserre ; dans la demi-obscurité, l'iris se dilate et la pupille s'ouvre largement.

Ces éléments de l'œil sont faciles à voir pour tout le monde. Vous les observerez sans peine en vous regardant réciproquement.

5° Derrière l'iris et la pupille, on trouve une lentille biconvexe, une loupe d'une transparence parfaite, le *cristallin*.

Le cristallin est entouré d'un muscle qu'on appelle le *muscle ciliaire* et repose sur une sorte de gelée demi-molle et limpide (*humeur vitrée*) qui remplit le fond de l'œil.

6° En arrière du cristallin et de l'humeur vitrée, nous trouvons la partie la plus reculée du globe de l'œil qui présente la forme d'une coupe, comme vous pouvez le constater sur cet œil de bœuf dont j'ai enlevé la moitié antérieure. Le fond de l'œil est tapissé par une membrane d'une délicatesse extrême et d'une structure admirable (*rétine*), chargée de recevoir les impressions lumineuses — les images des objets — et de les transmettre au cerveau par l'intermédiaire du *nerf optique*, ce cordon blanc que vous voyez aussi sur cet œil de bœuf.

7° Enfin, la rétine est doublée d'une autre membrane de couleur noire (la *choroïde*), portant presque toutes les artères et les veines qui doivent nourrir le globe de l'œil. Cette membrane, tellement vasculaire et facile à congestionner qu'on a pu la comparer à une éponge qui se remplit de sang, joue un grand rôle dans les affections profondes de l'œil en général et dans les lésions de la myopie en particulier.

Ces notions anatomiques étant acquises, examinons ce qui se passe dans l'acte de la vision.

Plaçons-nous d'abord en face d'un objet *éloigné*.

Les rayons lumineux qui viennent de cet objet, disons plutôt, pour simplifier, l'*image* de cet objet (bien que ce terme ne soit pas entièrement exact), l'image de cet objet traverse la cornée. Là, elle éprouve déjà une certaine concentration, une certaine *convergence*, parce que la cornée est un miroir convexe. Elle pénètre ensuite à travers la pupille et rencontre le cristallin, cette loupe très bombée que je vous montre en ce moment.

*Les lentilles convexes, les loupes ont la propriété de rassembler en un point* (FOYER) *derrière elles les rayons de lumière qui les traversent.*

Vous avez pu constater ce fait si vous avez essayé d'allumer un morceau d'amadou ou une feuille de papier avec

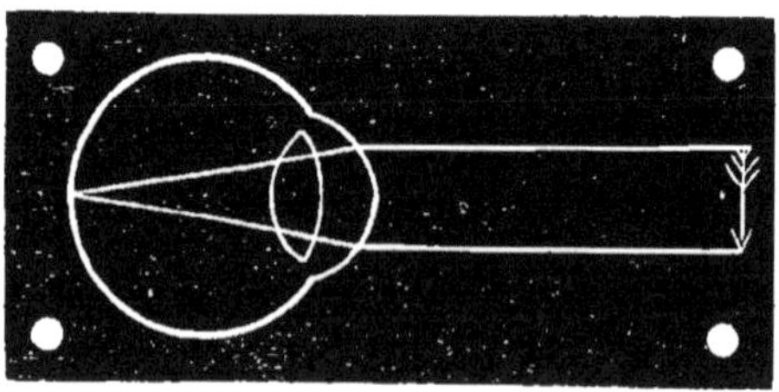

ŒIL NORMAL
(La mise au point ou le foyer se fait sur le fond de l'œil).

les rayons du soleil concentrés par une loupe. Dans cette expérience vous avez remarqué que, si vous placiez l'amadou à une distance déterminée de la lentille de verre, le point lumineux était *très petit* et *extrêmement vif*. Si vous *rapprochiez* davantage ou si vous *éloigniez* l'amadou de la loupe, le point lumineux *s'agrandissait* de plus en plus, mais perdait à mesure en *netteté* et en *éclat*.

Eh bien, messieurs, dans un œil normal, c'est-à-dire dans un œil à peu près rond, le cristallin, cette loupe placée derrière la pupille, est pourvu d'une force telle que lorsqu'une image lui vient de loin, cette image est naturellement concentrée, *mise au point* sur la membrane nerveuse du fond de l'œil (la rétine) chargée de la percevoir (1). Aussi, dans ces conditions, l'œil normal voit-il très nettement et sans effort.

Mais supposez que l'œil ne soit plus rond, que le fond de l'œil s'allonge ou se raccourcisse. L'image ne tombera plus juste sur la rétine, et, comme la tache lumineuse sur la plaque d'amadou qui se rapproche ou s'éloigne trop de la loupe, elle sera plus grande, mais diffuse et pâle. Notre vue sera indécise et nuageuse.

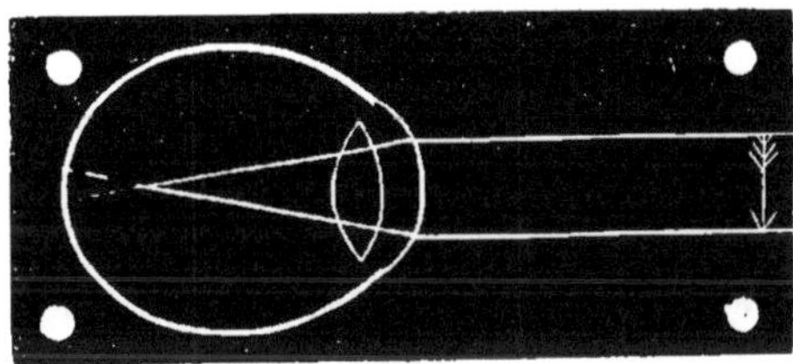

ŒIL MYOPE

(La mise au point ou le foyer se fait en avant du fond de l'œil).

Or, l'allongement et le raccourcissement de l'œil ne sont pas de pures hypothèses. Ils existent malheureusement trop souvent. Ces deux défauts de l'œil portent deux noms bien connus dans la science ophtalmologique.

L'ALLONGEMENT de l'œil constitue la MYOPIE.

(1) L'image qui se peint sur la rétine est renversée. Nous devrions donc nous voir réciproquement la tête en bas. Il serait trop long d'exposer ici les nombreuses théories émises pour expliquer le redressement de l'image.

Le RACCOURCISSEMENT de l'œil constitue l'HYPERMÉTROPIE (1).

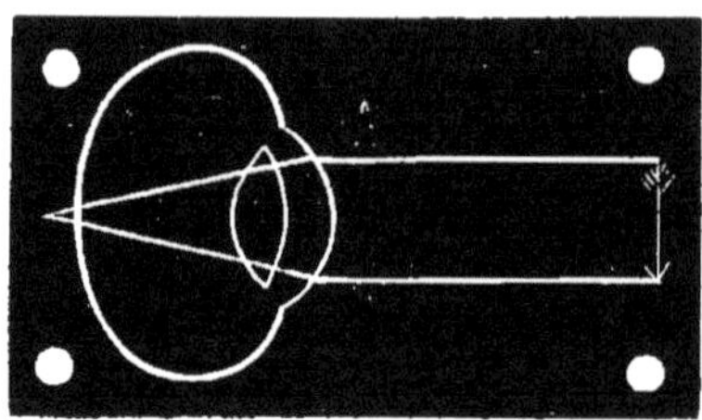

ŒIL HYPERMÉTROPE
(La mise au point ou le foyer se fait au delà de l'œil).

L'œil myope est donc constitué essentiellement par un allongement de l'œil et caractérisé par l'impossibilité de voir de loin. *Œil trop long, vue trop courte.*

L'œil hypermétrope constitué par un raccourcissement de l'œil ne voit pas non plus de loin *sans efforts*. Mais il voit encore beaucoup plus mal de près et la vision *très éloignée* étant en définitive moins fatigante pour lui, nous pouvons résumer son action de la manière suivante : *Œil trop court, vue trop longue.*

Nous venons de parler du fonctionnement de l'œil, lorsque l'image vient de loin. Mais si l'objet se rapproche et se place, par exemple, à trente-cinq centimètres, distance habituelle pour la lecture, ou à quarante-cinq centimètres, distance moyenne de vos manuscrits, les choses ne se passent plus de la même manière.

Il est admis en effet en physique que plus l'objet se rapproche de la lentille, plus son image recule derrière cette lentille ; de sorte que plus un objet se rapproche de l'œil, plus l'image se reporte en arrière, au delà même de la rétine, si l'œil est normal.

Pour les myopes, cette circonstance est très favorable.

L'image dont la mise au point, le foyer se faisait *en avant*

(1) Dans la myopie, la *mise au point* ou le *foyer* de l'image se fait en avant de la rétine ; dans l'hypermétropie, en arrière de la rétine, comme vous pouvez le constater sur les dessins ci-joints.

de la rétine dans ces yeux *trop longs*, reculant à mesure que l'objet s'approche, finit par tomber sur la rétine et être vue nettement. Aussi les myopes rapprochent-ils instinctivement le livre ou l'objet de leurs yeux.

Mais, avec un œil normal, nous devrions voir confusément tout objet placé près de nous. En fait, il n'en est cependant pas ainsi, et voici pourquoi :

Les lentilles de verre sont dures, rigides ; telles qu'elles sont elles restent. La loupe de notre œil, le *cristallin*, est, au contraire, une lentille vivante, très souple, au moins dans le jeune âge.

Un muscle (muscle ciliaire) l'entoure comme un anneau contractile, qui peut se resserrer et comprimer la circonférence de cette lentille.

Or, lorsqu'un objet s'approche, le muscle ciliaire se contracte et fait bomber le cristallin. La puissance de concentration, de *convergence*, du cristallin augmente avec sa convexité ; sa mise au point ou son foyer devient de plus en plus court. Plus l'image se porte en arrière par le rapprochement, plus le cristallin la reporte en avant par sa puissance de concentration qui s'accroît. Il y a compensation exacte. Le cristallin *accommode* ainsi sa force au rapprochement de l'objet ; aussi cette fonction si remarquable a-t-elle reçu le nom d'*accommodation*.

Un œil normal voit donc aussi bien de près que de loin, mais seulement pendant la jeunesse et une partie de l'âge mûr. Avec les années, notre lentille oculaire vieillit, en effet, comme le reste ; elle perd peu à peu de son élasticité. Le muscle qui l'entoure se contracte plus énergiquement et lutte pendant quelques années ; mais la dureté du cristallin s'accentuant davantage, le muscle ciliaire devient impuissant à le rendre assez convexe pour l'*accommoder* aux courtes distances.

Ce fait est manifeste vers l'âge de 45 ans, pour la distance de 35 à 40 centimètres à laquelle on place habituellement le livre ou le journal. On lui donne le nom de presbytie ou de presbyopie.

Comment corrigerons-nous cet état de choses ?

Puisque notre loupe n'est plus suffisante, puisqu'elle n'est plus assez convexe pour la vue de près, donnons-lui pour aide une lentille de verre convexe et d'une courbure telle qu'elle compense le déficit du cristallin. Plaçons cette lentille de verre (j'allais dire ce cristallin de verre), dans une monture appropriée et nous aurons des lunettes, pince-nez, etc., de presbyte avec lesquels un vieillard lira son journal sans plus de fatigue qu'un adolescent pourvu de son jeune et souple cristallin.

La presbytie n'est pas une maladie de l'œil mais un effet naturel de l'âge. L'hypermétropie caractérisée par le raccourcissement de l'œil est un défaut de conformation congénital. Les hypermétropes sont, pour ainsi dire, au point de vue fonctionnel, des presbytes de naissance, et réclament le même traitement par les verres convexes employés ici non plus à 45 ans, mais dès l'enfance.

La myopie — allongement de l'œil — se corrige par un traitement inverse, l'emploi des verres concaves, qui font écarter, *diverger* les rayons lumineux et rejettent ainsi l'image en arrière jusque sur la rétine.

Vous savez maintenant ce qu'on doit entendre par des yeux *myopes*, *hypermétropes* ou *presbytes*.

Nous avons trouvé très fréquemment chez vous une autre anomalie de l'œil, que nous avons nommée l'*astigmatisme*.

Qu'est-ce que l'astigmatisme ?

La cornée, de même que le cristallin, nous semble parfaitement régulière et comme taillée dans une sphère parfaite. Il devrait en être ainsi, mais cela n'est pas toujours, cela n'est même jamais pour une analyse rigoureuse.

Lorsque nous regardons une étoile, nous la voyons lancer des faisceaux de rayons dans tous les sens. Si nous avions des yeux réguliers, si nous n'étions pas un peu astigmates, nous verrions un astre rond, sans rayons *étoilés*. On ne connaît qu'un exemple de cette perfection visuelle, celui d'un tailleur nommé Schoen, dont Alexandre de Humboldt a rapporté l'histoire (1).

(1) Landolt, *Leçons sur le diagnostic des maladies des yeux*, p. 100.

Toutefois l'astigmatisme qui ne se mesure que par cet aspect rayonné des étoiles n'est pas appréciable dans l'exercice habituel de la vision. Mais il arrive souvent que le défaut devient plus saillant; qu'une moitié, un quart de la cornée ou du cristallin soit plus bombé ou plus aplati que le reste de la surface.

Il en résulte un trouble visuel que vous comprenez facilement.

Une partie de l'image d'un objet traversant la moitié de la cornée dont la courbure est régulière, sera nettement vue par la rétine.

Une autre partie de la même image traversant la moitié de la cornée trop bombée ou trop aplatie, ne sera vue qu'imparfaitement.

Plusieurs d'entre vous se souviennent de n'avoir aperçu que trois ou quatre lignes noires sur un cadran sillonné pourtant dans tous les sens de lignes également noires.

L'astigmatisme est corrigé par des verres spéciaux (verres cylindriques) dont la détermination est souvent fort difficile.

## EXAMEN DES YEUX.

Si vous avez bien saisi l'exposé que je viens de vous faire, vous vous rendrez facilement compte de la méthode que nous avons mise en usage dans l'examen de vos yeux.

Je vous plaçais à cinq mètres d'un *tableau de Monoyer*. Ce tableau comprend une série de dix lignes, dont les caractères diminuent de plus en plus de bas en haut. L'expérience a démontré qu'à la distance de cinq mètres et par un bon éclairage, un œil bien conformé peut parcourir toute l'échelle jusqu'au numéro le plus élevé.

Deux lampes à gaz, très rapprochées, donnaient une vive lumière.

J'examinais successivement vos yeux en couvrant l'œil droit d'un écran pendant l'examen de l'œil gauche et réciproquement. Vous avez remarqué combien cette précaution était nécessaire ; nous avons trouvé très souvent les deux yeux différents l'un de l'autre.

Cela fait, vous lisiez les lignes du tableau, en commençant par les grosses lettres.

Cet essai donnait lieu à plusieurs résultats bien distincts :

1° Hypermétropie. — L'œil lisait toutes les lignes. Cet œil était peut-être *normal*, mais peut-être aussi *hypermétrope*.

Nous avons dit, en effet, que l'hypermétrope voit assez bien de loin ; il est vrai que, même pour cette vue à distance, il est obligé de faire bomber son cristallin, de le rendre plus convexe. En plaçant devant lui un verre convexe artificiel, nous le déchargerons donc d'une partie de sa tâche ; il verra également bien, peut-être mieux, les numéros les plus fins.

L'interposition de la même lentille convexe troublerait immédiatement la vision d'un œil normal.

Donc, si l'œil lisait aussi nettement ou plus nettement toutes les lignes avec un verre convexe de 0,5, 0,75, ou au-dessus, il était *hypermétrope* et le numéro du verre *le plus fort* avec lequel la vue restait nette indiquait le degré de l'*hypermétropie manifeste* (1).

Si l'interposition de ces verres troublait la vue, l'œil était normal.

2° Myopie. — L'œil examiné ne voyait pas une ligne du tableau ou s'arrêtait à la troisième, à la quatrième, etc. Pour essayer de voir plus loin, il rapprochait les paupières, *clignait* fortement.

Cet œil était probablement myope.

(1) On sait que, chez l'hypermétrope, l'*accommodation* supplée dans une certaine mesure — surtout pendant la jeunesse — à la brièveté de l'œil par une augmentation de courbure du cristallin. Une partie de l'hypermétropie est donc cachée par l'action du muscle ciliaire et reçoit le nom d'hypermétropie *latente*. La partie de l'hypermétropie qui reste appréciable *malgré l'accommodation* est l'hypermétropie *manifeste*. L'ensemble des deux donne l'hypermétropie *totale*. Nous avons déterminé, autant que possible, l'hypermétropie latente à l'aide de l'ophtalmoscope, sans instillation d'atropine. Si des degrés très faibles nous avaient échappé, nous ferons remarquer que l'erreur dans notre statistique serait *en moins* et non *en plus*.

Vous savez que l'œil myope, l'œil trop long, ne voit pas à distance. L'image qu'il reçoit est diffuse et c'est pour la distinguer un peu plus nettement qu'il en supprime les contours toujours plus vagues que le centre en ne la laissant passer qu'à travers une fente palpébrale rétrécie par le clignement.

Nous placions devant cet œil des verres concaves et vous manifestiez bientôt une agréable surprise lorsque la plus grande partie du tableau, qui n'existait pas pour vous jusque là, s'éclairait subitement et devenait facilement lisible. Le numéro du verre *le plus faible* qui produisait ce résultat indiquait le numéro de la myopie.

3° Astigmatisme. — Mais il est arrivé chez un assez grand nombre d'entre vous que les verres concaves ne corrigeaient qu'en partie ou même pas du tout l'imperfection de la vue. Certains jambages, certains caractères des lettres vous échappaient. Vous lisiez, par exemple, G au lieu de O ; H au lieu de M.

Cette anomalie particulière nous faisait soupçonner l'*astigmatisme*. Pour le vérifier, vous dirigiez votre œil vers un cadran (*cadran de Snellen*) traversé par des lignes noires horizontales, verticales et obliques. Quelques-unes de ces lignes vous apparaissaient d'un beau noir, d'un noir très pur, d'autres nuageuses, aux bords mal accusés, parfois presque invisibles. Il y avait *astigmatisme.*

4° Maladies de l'œil. — Les verres convexes, concaves, les verres cylindriques d'astigmate n'amenaient aucune amélioration dans la vue ou seulement une amélioration insuffisante.

Je recourais alors à l'ophtalmoscope, ce merveilleux instrument inventé par Helmoltz — un Allemand — en 1851. Un de nos compatriotes, dont la mémoire est encore vénérée parmi nous, le Dr Guépin, de Nantes, avait failli le découvrir quelques années auparavant.

L'ophtalmoscope est un instrument bien simple ; un petit miroir réflecteur concave percé d'un trou à son centre, une lentille convexe et c'est tout.

Or, avec ce miroir et cette lentille, nous pouvons pénétrer aisément à travers la cornée, la pupille, le cristallin, l'humeur vitrée — en saisissant au passage les altérations de ces parties — jusqu'au fond de l'œil. Là, nous avons sous notre regard les membranes profondes, la choroïde, la rétine elle-même dont nous voyons toute la surface, l'entrée du nerf optique dans l'œil, l'épanouissement du bouquet de vaisseaux, artères et veines, qui se répandent dans ces membranes. Les moindres lésions d'un organe si délicat deviennent visibles pour l'observateur aussi bien et mieux, dans certains cas, que si l'œil était enlevé de l'orbite, ouvert et étalé sur une table de dissection. Avec l'ophtalmoscope, nous faisons, pour ainsi dire, l'autopsie de l'œil vivant.

Revenons à notre examen.

Lorsque l'essai par les verres n'avait pas amené d'amélioration suffisante, je découvrais presque toujours avec l'ophtalmoscope, aidé de l'éclairage latéral à la loupe, des lésions de l'œil, qui m'expliquaient la diminution de la puissance visuelle telles que taies de la cornée, opacités du cristallin, lésions de la choroïde trop fréquentes, notamment dans la myopie élevée.

Enfin, j'ai essayé de déterminer les rapports des défauts de conformation de l'œil avec la forme du crâne et les dimensions de l'ouverture orbitaire (1).

1. J'ai pris les dimensions suivantes :

Pour le crâne, *diamètre antéro-postérieur maximum*, du milieu de l'espace intersourcilier (glabelle) au point le plus distant de l'occiput. — *Diamètre transversal maximum*, trouvé en tâtonnant et en promenant les branches du compas d'épaisseur dans la région sus-auriculaire. Le diamètre transversal multiplié par 100, puis divisé par le diamètre antéro-postérieur, donnait *l'indice céphalique*.

Les têtes dont l'indice est au-dessous de 75 sont dites *dolicéphales* (têtes longues), de 75 à 77,77 sous-dolicéphales ; de 77,78 à 80 *mésaticéphales* (têtes moyennes), de 80 à 83,33 sous-brachycéphales, au-dessus de 83,33 *brachycéphales* (têtes courtes ou rondes).

(*Instructions crâniologiques et crâniométriques de la Société d'anthropologie de Paris*, par Paul Broca, p. 178 et suivantes.)

Pour l'ouverture orbitaire, *diamètre vertical*, du milieu du rebord orbitaire inférieur (suture malo-maxillaire) au point correspondant du rebord orbitaire supérieur. *Diamètre horizontal*, du point d'insertion du tendon direct du muscle orbiculaire à l'extrémité externe du même diamètre.

Ce premier examen, malgré le soin que j'y avais apporté, ne me paraissait pas suffisant. Quelques causes d'erreur pouvaient s'être glissées dans cette première expérience (fatigue des yeux par le travail d'une journée entière, spasme du muscle de l'accommodation, etc.).

Or, des recherches de ce genre n'ont de valeur que par la rigueur de leurs procédés. Pour donner aux nôtres toute la précision et toute l'exactitude possibles, après avoir éliminé les yeux bien conformés, ou atteints seulement d'un astigmatisme inférieur à une dioptrie, j'ai invité tous ceux qui parmi vous avaient accusé des symptômes de myopie, d'hypermétro-

En dehors, le rebord osseux est très facile à reconnaître avec le doigt ou la pointe du compas.

En dedans, Broca recommande, comme point de repère, le *dacryon*, point de contact du frontal, du maxillaire supérieur et de l'unguis. (*Revue d'anthropologie*, t. IV, p. 577, 619. — 1875.)

Le dacryon est, en effet, un point fixe et facile à trouver sur le squelette. Sur le vivant, il n'y fallait pas songer. Dans *les instructions générales pour les recherches anthropologiques à faire sur le vivant*, Broca donne simplement cette indication pour mesurer ce qu'il appelle la largeur palpébrale ou longueur de l'œil : *mesurer de la commissure interne des paupières d'un œil à leur commissure externe*. Cette mesure peut être bonne pour la mensuration de l'ouverture palpébrale ; mais chacun sait combien la fente palpébrable est variable et présente peu de rapports avec les dimensions de l'orbite.

J'ai donc dû chercher un autre point de repère, et j'ai choisi l'insertion du tendon direct du muscle orbiculaire :

1° Parce que cette insertion est suffisamment fixe et à une distance connue du rebord orbitaire interne, 2 millimètres. (Sappey, *Traité d'anatomie descriptive*, t. II, p 100.)

2° Parce qu'elle est très aisée à découvrir en appuyant avec l'ongle de l'indicateur. Le léger sillon tracé par l'ongle guide la pointe du compas.

En déduisant deux millimètres de la mesure obtenue, j'avais les dimensions exactes du diamètre horizontal.

Le diamètre vertical multiplié par 100 et divisé par le diamètre horizontal donnait *l'indice orbitaire*.

Les indices de 89 et au-dessus sont dits *mégasèmes*, de 89 à 83 *mésosèmes*, de 83 et au-dessous *microsèmes*. (Broca, *loc. cit.*)

Toutes ces mesures étant prises avec soin et les indices calculés, j'ai relevé et classé, dans chaque série, le nombre des myopes et des hypermétropes et déterminé la proportion pour cent.

pie, d'astigmatisme élevé ou de lésions oculaires, à se présenter à un second examen au milieu du jour.

J'ai recherché de nouveau l'acuité visuelle à ce moment où vos yeux n'étaient pas encore fatigués par une journée entière et surtout par une soirée de travail à la lumière artificielle, et j'ai constaté, dans la plupart des cas, une augmentation d'un degré ou plus.

L'astigmatisme a été complètement déterminé avec son degré et son inclinaison.

J'ai contrôlé ensuite la mensuration subjective de la myopie et de l'hypermétropie par la mensuration objective à l'aide de l'ophtalmoscope, en notant avec soin l'état des membranes profondes de l'œil.

Notre examen était enfin terminé. Vous avez pu remarquer combien des recherches de ce genre, pour être consciencieuses et vraiment utiles, doivent être longues et laborieuses.

Voyons maintenant quels résultats nous avons obtenus.

## STATISTIQUE.

Nous avons examiné les yeux de 97 typographes.

Sur ces 97 nous avons trouvé :

| | | |
|---|---|---|
| Myopes. . . . . . . . | 31 | proportion 0/0 31,95 |
| Hypermétropes . . . . | 21 | proportion 0/0 21,65 |
| Astigmates . . . . . . | 59 | proportion 0/0 61,54 |
| Lésions diverses des yeux. | 5 | |

Sur les 31 myopies, 26 atteignaient un degré élevé (1), 9 se compliquaient de lésions du fond de l'œil.

Sur les 21 hypermétropes, 11 présentaient une hypermétropie de plus d'une dioptrie.

Sur les 59 astigmates, 7 avaient un astigmatisme de plus d'une dioptrie, 29 astigmates étaient en même temps myopes et hypermétropes.

(1) Au dessus d'une dioptrie. La moyenne du degré des 31 myopies observées s'élevait à 2 dioptries 25.

Si nous additionnons ces chiffres, nous trouvons :

| | |
|---|---|
| Myopes . . . . . . . . . . . . . . . . | 31 |
| Hypermétropes . . . . . . . . . . . . . . | 21 |
| Astigmates, 59, dont 29 sont à déduire, soit. . . | 30 (1) |
| Lésions diverses des yeux . . . . . . . . . | 5 |
| TOTAL . . . . . . . . . | 87 |

87 sur 97 avaient donc les yeux irrégulièrement conformés.

Il reste 10 yeux entièrement normaux (2).

En résumé nous sommes arrivés aux résultats suivants :

Sur 97,

49 atteints d'une anomalie de réfraction d'un degré élevé ou de lésions oculaires graves réclamant un traitement immédiat, soit par des verres appropriés, soit par d'autres moyens ;

38 atteints d'un astigmatisme, d'une myopie ou d'une hypermétropie au-dessous d'une dioptrie. La plupart de ces yeux sont exposés à des lésions plus sérieuses si des précautions hygiéniques ne sont pas prises de bonne heure ;

10 yeux très bons.

Soit :

49 yeux mauvais,
38 suffisants,
10 très bons.

Analysons cette statistique et recherchons quelle part d'influence doit être attribuée à votre profession dans un état oculaire aussi peu satisfaisant.

L'hypermétropie et l'astigmatisme sont des anomalies congénitales.

Votre profession n'a donc pas d'action sur ces anomalies en elles-mêmes, mais l'hypermétropie et l'astigmatisme mettent les yeux dans de mauvaises conditions pour une vue appliquée. Il en résulte une fatigue habituelle, surtout le soir,

(1) 29 astigmates étant en même temps myopes ou hypermétropes, ont été compris dans les deux premiers nombres.

(2) Yeux emmétropes et sans aucune lésion.

des douleurs dans les yeux, des inflammations des paupières, une usure prématurée de la puissance visuelle, etc. (1).

Toutes ces conséquences des défauts de réfraction dont nous parlons ne se produiraient pas dans une profession où la vue est rarement appliquée, maçon, couvreur, etc. Mais dans la typographie, elles deviennent manifestes après quelques années et se développent rapidement.

Contrairement à l'hypermétropie et à l'astigmatisme, la myopie n'existe jamais ou presque jamais à la naissance. Il est généralement admis aujourd'hui que cette affection est produite directement — dans la plupart des cas — par le travail exagéré des yeux, dans la vision rapprochée, et notamment dans l'exercice de la lecture, surtout lorsque les conditions hygiéniques spéciales (éclairage, etc.) sont défectueuses.

Les nombreuses myopies que j'ai observées parmi vous leur degré élevé, les complications qu'elles présentaient trop souvent viennent confirmer cette opinion. Ici l'hérédité ne peut être mise en cause. Je n'ai rencontré qu'une fois la myopie chez un ascendant.

Nous verrons tout à l'heure que la nature même de vos travaux vous expose tout particulièrement au développement de cette maladie de l'œil. Mais je vous en donnerai dès maintenant quelques preuves qui ne laisseront aucun doute à cet égard.

1° Je n'ai pas trouvé de myopes (sauf une exception) chez ceux qui n'étaient pas entrés dans la typographie depuis deux ans au moins.

2° Pour les trois quarts des cas, le degré de la myopie était d'autant plus élevé que les années dans la profession étaient plus nombreuses.

3° J'ai noté ordinairement une différence, entre l'examen du soir et celui du midi, de 0,5 et parfois 1 dioptrie. Il y avait, après les travaux de la journée et surtout du soir, un spasme de l'accommodation, une myopie transitoire.

Cette myopie, qui s'efface par le repos pour reparaître le

(1) La plupart de ces symptômes appartiennent à la fatigue de l'accommodation, à *l'asthénopie accommodative.*

lendemain soir, arrive, sans nul doute, à se constituer à l'état définitif après un certain nombre d'années. La myopie transitoire, que j'ai souvent observée dans les collèges (1), me paraît être un des modes de production les plus fréquents de la myopie vraie.

Donc votre profession produit directement la myopie dans une proportion très élevée.

De plus elle agit sur les yeux normaux mais trop faibles, et sur les yeux hypermétropes et astigmates, en développant l'asthénopie accommodative avec toutes ses conséquences.

Nous avons recherché le rapport de l'hypermétropie et de la myopie avec la forme du crâne et de l'ouverture orbitaire sur 75 sujets. Le résultat de nos recherches est exposé dans les tableaux suivants.

Il résulte de ces tableaux que l'hypermétropie est plus fréquente dans la brachycéphalie et la myopie dans la dolicocéphalie.

Que l'hypermétropie est plus fréquente dans la mégasémie et la myopie dans la microsémie.

Toutefois nous n'osons conclure avec des chiffres trop faibles et nous hésitons d'autant plus que nous manquons de documents pour contrôler cette statistique. Les recherches de ce genre sont restées jusqu'ici fort rares ; nous sommes convaincu cependant qu'elles peuvent donner des résultats intéressants, et nous nous proposons de les continuer.

(1) Je l'ai trouvée très fréquemment chez les 499 élèves que j'ai examinés dans les collèges ou lycées.

## RAPPORT DE L'HYPERMÉTROPIE ET DE LA MYOPIE
avec l'indice orbitaire.

| MICROSÈMES (indice au dessous de 83) 24 | | MÉSOSÈMES (indice de 83 à 89) 39 | | MÉGASÈMES (indice au-dessus de 89) 12 | |
|---|---|---|---|---|---|
| Myopes | Hypermétropes | Myopes | Hypermétropes | Myopes | Hypermétropes |
| 9 | 5 | 11 | 8 | 3 | 4 |
| Proportion 0/0 | Proportion 0/0 | Proportion 0/0 | Proportion 0/0 | Proportion 0/0 | Proportion 0/0 |
| 37,5 | 20,83 | 28,20 | 20,51 | 25 | 33,33 |

## RAPPORT DE L'HYPERMÉTROPIE ET DE LA MYOPIE
avec la forme du crâne

| Dolicocéphales ( indice au-dessous de 75) 2 | | Sous-Dolicocéphales (indice de 75 à 77.77) 11 | | Mésaticéphales (indice de 77,78 à 80) 29 | | Sous-Brachycéphales (indice de 80 à 83,33) 18 | | Brachycéphales (indice au-dessus de 83,33) 15 | |
|---|---|---|---|---|---|---|---|---|---|
| Myopes | Hypermétropes | Myopes | Hypermétropes | Myopes | Hypermétropes | Myopes | Hypermétropes | Myopes | Hypermétropes |
| 1 | » | 5 | 2 | 11 | 6 | 4 | 5 | 2 | 4 |
| | | Proportion 0/0 | Proportion 0/0 | Proportion 0/0 | Proportion 0/0 | Proportion 0/0 | Proportion 0/0 | Proportion 0/0 | Proportion 0/0 |
| | | 45,45 | 18,18 | 37,93 | 20,34 | 22,22 | 27.77 | 13,33 | 26,66 |

## EXAMEN DU TRAVAIL.

La profession de typographe exerce donc sur la vue une influence fâcheuse. La statistique précédente l'établit avec trop d'évidence pour que j'aie besoin d'insister. Mais ce fait, énoncé d'une façon générale, n'aurait pour vous aucune conséquence pratique.

J'ai tenu à étudier de près et en détail les causes de vos lésions des yeux. Je suis allé vous voir travailler dans vos ateliers et, grâce à l'accueil des propriétaires de vos imprimeries et à votre propre obligeance, j'ai pu m'initier à loisir, non seulement en hygiéniste, mais en visiteur très vivement intéressé, à tous les secrets de l'art de Gutenberg.

L'imprimerie comprend plusieurs classes d'ouvriers chargés d'un travail différent.

1° Les typographes compositeurs ;

2° Les typographes imprimeurs ;

3° Les correcteurs ;

4° Les écrivains lithographes ;

5° Les imprimeurs lithographes, les stéréotypeurs ou clicheurs, etc.

### 1° TYPOGRAPHES COMPOSITEURS.

Les compositeurs se divisent eux-mêmes en ouvriers aux pièces et ouvriers à la journée. Ces derniers portent le nom singulier de *consciencieux*. On ne dit pas qu'ils travaillent à la *journée*, mais à la *conscience*. Plusieurs de vos collègues aux pièces m'ont fait observer malicieusement que ce mot de consciencieux s'employait sans doute par ironie. C'est une petite querelle de famille à laquelle je ne veux pas me mêler ; cependant je noterai en passant, pour être impartial, que les ouvriers aux pièces ont, en général, les yeux plus fatigués que les consciencieux ; qu'en se remettant à la conscience après quelques mois de travail aux pièces, les yeux se reposent. Sur ce point, vous êtes unanimes. Nous en conclurons, si vous le voulez bien, qu'au point de vue de l'hygiène oculaire, il est bon d'être consciencieux... comme vous l'entendez.

Les typographes sont placés en face de tables inclinées comme des pupitres et supportant des *casses*, qui contiennent les différents caractères d'imprimerie.

Ils sont chargés de lire un manuscrit ou un imprimé et de le reproduire avec des caractères d'imprimerie.

Le manuscrit est disposé sur la partie supérieure de la casse à 45 centimètres environ de l'œil du compositeur. Cette distance est bonne.

Malheureusement vous êtes souvent obligés de regarder de plus près pour déchiffrer des manuscrits presque illisibles. Il y a là, pour vos yeux, une première cause de fatigue, à laquelle il me paraît difficile de porter remède. Les auteurs ne songent guère au compositeur, et il n'est pas vraisemblable qu'ils se prennent quelque jour de pitié pour la victime de leurs fantaisies calligraphiques.

Le mieux est de vous tirer d'affaire à force d'habileté acquise par l'exercice, habileté dont plusieurs d'entre vous m'ont offert des exemples remarquables.

Certains imprimés peuvent être aussi pour vous d'une lecture très fatigante. Dans la lecture d'un ouvrage ordinaire, on devine, à première vue, la plupart des mots. Mais s'il s'agit de catalogues, d'abréviations, de termes scientifiques, de langues étrangères, et surtout de chiffres, vous devez lire attentivement chaque lettre ou caractère. (On a remarqué depuis longtemps que la plupart des mathématiciens — élèves de l'Ecole polytechnique, par exemple — devenaient myopes.) Si le manuscrit et l'imprimé est écrit ou composé en caractères trop fins (corps sept et surtout corps six), nous conseillerons de choisir, autant que possible, une place bien éclairée. (Voir plus loin pour ce sujet le paragraphe dans lequel nous traiterons de l'hygiène.)

Tout en lisant le manuscrit, le compositeur prend dans les *cassetins* des caractères d'imprimerie et les dispose sur une plaque métallique — le *composteur* — dans l'ordre voulu pour reproduire le texte.

Afin de placer tous les caractères dans le même sens il fixe, comme point de repère, un *cran* taillé dans un des côtés du caractère.

Ce travail de lecture et de composition se fait très rapidement. L'œil va du manuscrit aux cassetins et la main des cassetins au composteur, avec un mouvement assez habituel de balancement qui a valu aux compositeurs, de la part des imprimeurs, une appellation pittoresque (1).

Les caractères neufs ont une surface polie qui réfléchit vivement la lumière. L'œil est ébloui et fatigué par tous ces petits miroirs brillants. Certains compositeurs — les compositeurs de journaux, entre autres — n'ont que bien rarement à supporter cet inconvénient, parce que leurs caractères servent plus longtemps pour une impression qui n'a pas besoin d'être parfaite. Il n'en est pas de même pour les typographes employés aux éditions de luxe dont les caractères sont souvent renouvelés.

Nous conseillerons à ces derniers de se préserver à l'aide de lunettes colorées en bleu ou noir de fumée.

Lorsque les formes reviennent de l'imprimerie, le compositeur doit placer de nouveau, *distribuer* les caractères dans les cassetins.

Cette *distribution* peut être pénible surtout pour les *corps* six ou sept, de très petites dimensions (2).

Si les yeux du compositeur *aux pièces* deviennent trop fatigués par un travail prolongé sur des manuscrits illisibles, sur des caractères trop petits ou des caractères neufs, nous l'en-

(1) Les compositeurs sont appelés singes ou orang-outangs. Les imprimeurs des ours. Les ouvriers à la fois compositeurs et imprimeurs (cumul qui tend à disparaître) sont des amphibies. Les imprimeurs lithographes des écureuils, etc.

(2) Dans l'imprimerie du Journal le *Times*, on vient d'installer des appareils nouveaux qui ne se bornent pas à fondre les caractères destinés à l'impression, mais qui les rangent automatiquement dans les tubes servant aux machines à composer. Des caractères neufs sont ainsi livrés chaque soir à la composition et sont refondus immédiatement après le tirage du journal, de telle sorte que la distribution se trouve supprimée. (Dr Choquet, *le Compositeur typographe*, 1882.)

gagerons sérieusement, au lieu d'abandonner complètement son travail, à se mettre pendant un certain temps *à la conscience;* non certes parce que nous ajoutons foi aux méchants propos rapportés plus haut, mais parce que les consciencieux sont chargés d'une besogne variée et reposent leur vue par des déplacements assez fréquents.

## 2° IMPRIMEURS.

Chaque presse occupe trois ouvriers :

Le margeur de feuilles;

Le receveur de feuilles;

L'imprimeur mécanicien ou conducteur de presse.

Nous n'avons rien à dire des deux premiers. Leur rôle est très simple et n'exige aucune application des yeux.

L'imprimeur mécanicien doit faire la *mise en train* des imprimés ou des gravures.

Pour les imprimés, la mise en train consiste à égaliser sur une première épreuve les irrégularités de foulage, c'est-à-dire à découper avec des ciseaux les lettres trop saillantes et à renforcer avec des morceaux de papier collés les mots qui n'ont pas le relief suffisant.

Ce travail est déjà assez minutieux. Mais pour certains imprimés où il entre des *filets*, *traits déliés*, etc., tels que les ouvrages d'algèbre, modèles d'écriture, tableaux, etc., il faut de plus un travail préparatoire de découpage sur le cylindre. Ce découpage *sur la feuille d'assise*, souvent très long, nécessitant plusieurs heures d'application, est des plus fatigants pour la vue. Il est arrivé à des conducteurs de presse d'être obligés d'abandonner ce genre de travail dont ils s'étaient faits une spécialité.

Pour les gravures, il s'agit de donner aussi un relief plus ou moins accusé aux différentes parties afin de les reproduire avec des nuances variées. Si le ton doit être clair, on dédouble le papier épais sur lequel une première épreuve de gravure a été tirée. Si le ton doit être foncé, on découpe dans une autre ébauche de gravure une partie correspondante qu'on ajoute en la collant sur la première, et ainsi de suite trois ou quatre fois, suivant le nombre de plans que comporte la gravure.

Cette épreuve, soumise à la presse, est très fortement comprimée sur des parties étagées et très faiblement sur les parties dédoublées ; de là les tons différents qui varient du sombre au clair.

La mise en train des gravures s'exécute généralement avec deux couteaux légers à lame effilée et à deux tranchants ; l'un flexible, permettant de contourner facilement les découpures ; l'autre plus ferme, servant à dédoubler les épaisseurs afin de blanchir les parties claires. On appuie l'épreuve à découper sur une lame de verre plate à la surface de laquelle le couteau peut glisser sans s'émousser.

La mise en train des gravures est un véritable travail d'artiste. Les deux couteaux, entre des mains habiles, taillent des moitiés de figures, des morceaux de doigts, des interstices de feuillage avec une prestesse et une sûreté merveilleuses.

Toutefois les imprimeurs mécaniciens ne sont pas continuellement occupés à la mise en train ; ils doivent diriger leur machine, surveiller l'impression, etc. Ces occupations diverses reposent les yeux d'un travail qui deviendrait excessif s'il était prolongé.

### 3° CORRECTEURS.

Les correcteurs sont chargés de corriger les épreuves, de rechercher à chaque mot, à chaque lettre, si quelque erreur n'a pas été commise par le typographe dans la composition. Cette lecture attentive, soutenue, est très fatigante.

### 4° ÉCRIVAINS LITHOGRAPHES.

Ici, les yeux sont encore plus exposés. Les écrivains lithographes dessinent sur la pierre. Leurs dessins, souvent d'une finesse extrême, exigent une vue très rapprochée. Les yeux sont, en moyenne, à 20 centimètres de la pierre. Les efforts d'accommodation et de convergence sont donc considérables. Nous n'avons pu examiner à Angers qu'un petit nombre d'écrivains lithographes. Tous avaient des yeux malades. Nous sommes convaincu qu'il doit en être ainsi pour la grande majorité ; la myopie, en particulier, doit survenir chez eux de très bonne heure.

Nous proposerons, pour décharger en partie l'accommodation, l'usage de verres convexes, et, pour diminuer les inconvénients d'une convergence exagérée, de décentrer les verres convexes et d'en faire des prismes à base en dedans. Nous pensons que ces verres, dont le numéro devrait être exactement adapté à l'état de réfraction (faible pour les yeux normaux, plus élevé pour les hypermétropes), rendraient de réels services et préserveraient beaucoup d'écrivains lithographes de la myopie et autres lésions dont ils sont particulièrement menacés.

Nous n'avons rien à noter au point de vue de l'hygiène oculaire pour les imprimeurs lithographes et les stéréotypeurs ou clicheurs.

En résumé, les yeux sont soumis à des travaux fatigants chez les compositeurs, les imprimeurs mécaniciens, les correcteurs et les écrivains lithographes, c'est-à-dire chez les neuf dixièmes des ouvriers employés dans une imprimerie.

Nous avons indiqué quelques précautions spéciales aux écrivains lithographes. Nous allons traiter, dans le paragraphe suivant, des règles d'hygiène qui vous seront applicables à tous.

---

# HYGIÈNE

Je vous conseillerai, avant tout, de prendre une mesure que vos parents ont sans doute négligée pour vous, mais qui ne devrait jamais être omise dans l'intérêt des enfants.

Avant d'engager vos enfants à choisir la profession de typographe, consultez un médecin sur leur santé en général et plus encore sur la santé de leurs yeux.

L'État, les administrations ne manquent pas de recourir à cette consultation. Quel est le but des conseils de révision? Quel est le but des examens préalables subis par les candidats aux emplois de chemins de fer, sur la myopie, sur la distinction des couleurs, etc.

L'État et les chemins de fer ne veulent pas se charger de soldats ou d'employés dont la constitution et les aptitudes physiques ne s'accorderaient pas avec les travaux exigés.

Cette mesure de précaution nous semble élémentaire de leur part, tant elle est sage.

Mais ce qui est vrai dans l'ordre public n'est-il plus vrai pour chacun de nous? Les parents doivent-ils avoir moins de sollicitude pour l'avenir de leurs enfants que les Compagnies n'en ont pour leurs intérêts propres?

J'ai rencontré plusieurs d'entre vous dont les yeux sont fort mauvais et deviendront sans doute, dans quelques années, complètement inhabiles à votre profession.

Beaucoup d'autres, sans être menacés aussi directement, travaillent avec peine et gagnent moins parce que leur vue n'est pas assez solide. A ceux-là, un bon conseil, avant le choix de la carrière, eût été très utile. Leur direction eût été changée; ils eussent pris une profession dans laquelle les yeux ne sont pas, comme chez vous, chargés du principal rôle, et leur avenir ne serait pas aujourd'hui plus ou moins compromis (1).

(1) Les familles se décident souvent, pour le choix si grave d'une profes-

Mais vous aviez choisi la profession de typographe et nous supposons votre vue normale. Quelles précautions prendrez-vous pour la conserver telle?

1° Au lieu de travailler pendant plusieurs heures de suite, l'œil allant incessamment du *manuscrit* au *cran*, ou parcourant l'*épreuve* d'une manière continue, reposez-vous souvent, tout les quarts d'heure, par exemple, en fermant les paupières ou laissant errer votre vue, ne fût-ce qu'une demi-minute, sans fixer. L'exercice *trop prolongé* de la vision est une des causes principales des lésions oculaires.

Les recherches que j'ai faites précédemment à l'École des Arts d'Angers, m'ont démontré que les lésions des yeux, la myopie entre autres, s'atténuaient pendant les trois années de séjour dans cet établissement. Cependant, les salles d'études et de classes, construites à une époque où l'hygiène oculaire n'existait pas, présentent les plus mauvaises conditions d'éclairage. Les yeux des élèves doivent en souffrir, mais leur séjour dans ces salles étant assez court, parce que les exercices intellectuels sont interrompus par des exercices manuels à l'atelier, la vue se repose fréquemment et les troubles produits par la fatigue des classes ne sont pas assez prolongés pour se constituer à l'état définitif sous la forme de myopie, d'insuffisance musculaire ou accommodative, etc.

N'oubliez pas ce conseil, aussi efficace que facile à suivre.

2° Dans les loisirs que vous laissera votre profession (soirées, dimanches) gardez-vous d'aller vous enfermer au café. Mettez ces moments à profit pour faire des promenades en plein air et surtout à la campagne.

Tous les hygiénistes s'accordent à reconnaître l'influence favorable de ces promenades, non seulement sur la santé générale, mais en particulier sur les yeux.

Le soir, lorque vous sortez de l'atelier, la vue lasse, les paupières gonflées, vous vous sentez rafraîchis par l'air et, dans la demi-obscurité des rues, le regard ne s'arrête pas, la

sion, avec une légèreté incroyable. La consultation médicale que nous venons de recommander pour la typographie, devrait s'appliquer au choix de toutes les professions et pour tous les enfants.

fonction visuelle est presque suspendue ; l'œil se repose du travail de la journée.

Les promenades à la campagne vous sont encore plus utiles. Vos yeux étaient fatigués par le contraste violent des traits noirs sur le papier blanc, par une accommodation qui devenait spasmodique à force d'être continue ; à la campagne ils ne rencontrent que des espaces éloignés, où la vue se porte vague et indécise ; des surfaces où rien ne les blesse, la teinte mate et grise du sol cultivé, la couleur verte, toujours bienfaisante pour l'œil, des feuillages et des prairies.

En dehors des conditions d'éclairage que nous allons examiner bientôt, les suspensions courtes et fréquentes du travail, les repos aussi complets que possible des soirées et du dimanche, sont les meilleurs moyens de conserver l'intégrité de vos yeux.

Si vous avez négligé ces précautions, ou bien si votre vue trop faible ne résiste pas à votre profession, vous ressentirez bientôt des picotements, des rougeurs des paupières, des grains d'orge répétés, des troubles visuels (nuages, points brillants, points noirs, etc.).

Vos yeux commencent à devenir malades. Que faites-vous alors ?

Vous attendez ; vous attendez plusieurs mois ou plusieurs années, jusqu'à ce que la gêne soit excessive. Puis vous vous décidez à acheter un peu d'eau de rose, avec laquelle vous vous lavez les yeux. Ce remède étant impuissant, vous essayez les lunettes d'une tante, d'une grand'mère, d'un parent quelconque, ou vous en faites l'acquisition chez un petit marchand qui traîne dans la rue son optique ambulante, ou vous vous adressez à l'opticien, dont la vitrine brillante vous a séduits. De tous ces expédients, le meilleur ne vaut rien.

Il est extrêmement imprudent de se servir des premières lunettes qu'on trouve sous la main. Le moindre grain de bon sens suffit pour faire rejeter une économie aussi mal entendue.

Quant à l'opticien, son rôle se borne à vous présenter des verres que vous choissez *vous-mêmes*. Mais il ne peut apprécier toutes les lésions de l'organe visuel qui doivent faire varier le choix de ces verres. Or (plusieurs d'entre vous atteints d'astigmatisme ou de myopie ont pu le constater), rien n'est plus délicat, dans bon nombre de cas, que leur détermination exacte.

J'ajouterai qu'il est *dangereux* de porter des verres qui ne sont pas parfaitement adaptés non seulement au degré de la myopie, de l'hypermétropie, mais à la distance à laquelle on doit s'en servir, au genre de travail, etc. Le choix des verres est souvent, je le répète, une question fort complexe que l'oculiste seul peut résoudre.

J'insiste sur ce point parce qu'il est spécialement important pour vous. Nous avons observé en effet que sur 49 yeux que nous avons qualifiés d'insuffisants, 44 pouvaient être soit notablement améliorés, soit même entièrement corrigés par des verres convenables.

Encore un mot à ce sujet.

D'après un préjugé très répandu, il serait prudent de ne prendre de lunettes que le plus tard possible, de peur d'arriver à ne plus trouver de verres assez forts. Cette crainte est absolument chimérique. Les boîtes d'essai des oculistes contiennent des verres qui suffiraient à des vieillards de deux ou trois cents ans.

Je ne vous conseillerai pas d'imiter les jeunes collégiens qui trouvent d'un très bon genre de se camper un lorgnon sur le nez, voire même un monocle au coin de l'œil, sans autre motif que la coquetterie ; mais je vous engagerai vivement à prendre des lunettes ou pince-nez — les lunettes sont plus commodes pour le travail — dès que vous en sentirez réellement le besoin sans attendre que vos yeux s'usent.

J'ajouterai quelques conseils pour ceux d'entre vous dont les yeux sont souvent malades, pour les myopes en particulier. Evitez tout ce qui peut porter le sang à la tête et congestionner la choroïde, cette membrane si vasculaire : les excès d'alcool, de tabac, le refroidissement habituel des pieds. Accoutumez-vous à garder la tête élevée et découverte pendant le sommeil. Faites souvent des ablutions froides sur la face et le cou ; ces ablutions auront pour vous le double avantage de vous rafraîchir les yeux et de vous préserver de l'empoisonnement par le plomb en entraînant les poussières métalliques, débris des caractères d'imprimerie, qui s'attachent au nez, aux lèvres, aux paupières. Je noterai toutefois, à ce propos, la rareté de l'empoisonnement plombique chez les typographes.

Je n'ai pas eu à constater les lésions oculaires attribuées à l'intoxication saturnine (paralysie de l'accommodation, diminution de l'acuité visuelle). Cette immunité relative a lieu de surprendre (1).

Vous m'avez raconté à ce sujet un petit fait qui mérite d'être relaté ici. Depuis une vingtaine d'années, vous avez vainement essayé de conserver des chats dans l'un de vos ateliers.

Les meilleurs traitements, l'alimentation la plus choisie, le lait même, à titre de contre-poison, étaient prodigués, Tout allait bien pendant un certain temps; puis les mêmes accidents revenaient invariablement : yeux hagards, bonds précipités, contractures, paralysie des membres et mort. L'animal succombait aux désordres cérébraux trop souvent observés chez l'homme, et bien caractéristiques de l'empoisonnement par le plomb.

(1) Pour l'hygiène générale du compositeur typographe, je renverrai au travail très judicieux et très clair du docteur Choquet.

# ÉCLAIRAGE

Nous terminerons cette conférence par l'étude d'une question de la plus haute importance pour vous : l'*éclairage*.

L'éclairage nous vient de la lumière naturelle ou de la lumière artificielle.

## LUMIÈRE NATURELLE.

La lumière naturelle ou lumière solaire est fort différente elle-même, au point de vue hygiénique, suivant qu'elle est *directe* ou *diffuse*.

Les rayons *directs* du soleil sont toujours dangereux pour des yeux qui travaillent. Il est de toute nécessité de vous en préserver. Beaucoup d'embrasures de fenêtres, dans lesquelles j'ai vu travailler des compositeurs ou des conducteurs de presse, sont visitées par le soleil à certaines heures du jour. Fermez les volets, ou si vous craignez de rendre ainsi trop obscures les casses de vos camarades placés derrière vous, préservez-vous par un écran de bois, de carton épais, etc., implanté dans le mur et s'avançant au-dessus de vos têtes et de vos manuscrits.

La lumière *diffuse*, au contraire, n'est jamais trop abondante, au moins dans nos climats. Elle devrait trouver un large accès dans vos ateliers.

Sa direction n'est pas indifférente.

La lumière venant d'en face est toujours irritante pour l'œil. La lumière venant par derrière serait défectueuse, parce que le corps ferait ombre sur le manuscrit et les cassetins. La lumière venant de droite, bonne pour le manuscrit, ne serait pas encore entièrement satisfaisante, parce que votre main droite ferait ombre sur le caractère et vous empêcherait de voir le cran. La lumière de gauche ou l'éclairage par un toit vitré n'aurait aucun de ces inconvénients.

Toutefois, dans un grand atelier, il ne faut pas songer à l'éclairage unilatéral, venant exclusivement du côté gauche. Un bon éclairage bilatéral avec les baies les plus larges et les plus élevées sur la gauche, réaliserait les meilleures conditions.

## LUMIÈRE ARTIFICIELLE.

Nous ne parlons que pour mémoire de l'éclairage à l'huile, au pétrole, etc., et nous ne nous arrêterons qu'à l'éclairage le plus répandu aujourd'hui : le gaz, et à celui qui le remplacera sans doute dans un bref délai, l'éclairage électrique.

### ÉCLAIRAGE AU GAZ.

« Toutes les infirmités oculaires des enfants qui commencent leurs études sont invariablement rapportées par les parents à l'influence pernicieuse de l'éclairage au gaz (1). »

Vous êtes tous de cet avis et vous m'avez souvent affirmé qu'un travail de deux heures au gaz était plus fatigant pour vos yeux qu'un travail de toute la journée à la lumière naturelle.

La lumière du gaz, il est vrai, présente des inconvénients; mais elle est moins nuisible par elle-même que par la manière irrationnelle dont on l'emploie.

Dans tous vos ateliers, la distribution de la lumière est identique.

Des tuyaux mobiles apportent le gaz à l'extrémité d'un bec situé à 40, 30 et même 20 centimètres de la tête du compositeur.

Un grand nombre de becs sont à air libre, sans verres d'enveloppe de la flamme.

Ce mode d'emploi est entièrement défectueux.

Le plus grand défaut du gaz est de développer une chaleur

(1) Giraud-Teulon, *La Vision et ses anomalies.*

considérable. Malgré l'absorption de la plupart des rayons calorifiques par les milieux de l'œil (1), un certain nombre de ces rayons doit pénétrer directement jusqu'à la rétine lorsque les verres des becs situés à 30 centimètres de votre tête sont chauffés au rouge. Il faut en outre tenir compte de l'échauffement général de la tête située à si courte distance d'un foyer de chaleur intense. Les artères des tempes battent fortement, la peau de la face est injectée et dans cette excitation circulatoire, la choroïde, cette éponge vasculaire, prend nécessairement sa large part d'afflux sanguin.

L'échauffement produit par le bec de gaz placé trop près de votre tête est un danger grave pour vos yeux.

Les hygiénistes recommandent avec raison de placer les becs à 1m,20 ou, au moins, à 1 mètre au-dessus de la table.

Lorsque les becs ne sont pas entourés d'un verre, on les désigne sous le nom aussi pittoresque qu'expressif de *becs papillons*. La flamme, en effet, jaillit irrégulièrement et voltige sans cesse. Ce sautillement continuel est des plus pénibles à la vue.

Nous recommandons expressément de placer, sur chaque bec, un verre, réforme bien simple et peu dispendieuse, et, de préférence, un verre légèrement teinté de bleu pour atténuer les rayons jaune-rouges trop abondants dans la lumière du gaz (2).

(1) Les milieux transparents de l'œil (cornée, humeur aqueuse, cristallin, humeur vitrée), ne laissent passer qu'une faible partie des rayons calorifiques ; en d'autres termes, ils sont peu *diathermanes*. D'après Janssen et Frantz, leur pouvoir absorbant est à peu près semblable à celui de l'eau. D'après les expériences de Cima, ils ne laissent passer que 9 0/0 des rayons calorifiques incidents. (Helmoltz, *Optique physiologique*.)

(2) On sait que la lumière solaire, prise ordinairement comme type, n'est pas simple mais se compose d'un ensemble de rayons de couleurs différentes, dont les principaux sont : rouge, orangé, jaune, vert, bleu, indigo, violet. D'après la théorie des ondulations, le mouvement qui produit la lumière s'élance en ondulant, en serpentant autour d'une ligne droite avec une vitesse immense (310,177 kilomètres par seconde). Les rayons ne forment pas tous des ondulations, des ondes, d'une longueur égale. La longueur d'onde du *rouge* est de près de moitié plus grande que celle du *violet*. Le bleu,

Malheureusement, si cette seconde réforme est facile, il n'en est pas ainsi de la première. L'insuffisance de l'éclairage résultant de l'élévation des becs de gaz à un mètre devrait être compensée par la multiplication des foyers de lumière et par conséquent des foyers de chaleur. La température générale de la salle et la viciation de l'atmosphère par les produits de combustion augmenteraient proportionnellement et deviendraient elles-mêmes dangereuses dans les ateliers de dimensions étroites et mal ventilés.

Ces conditions d'hygiène différentes seraient surtout difficiles à concilier dans la plupart des ateliers anciens, où l'air et l'espace font souvent défaut.

## LUMIÈRE ÉLECTRIQUE.

La lumière électrique est le plus puissant des éclairages artificiels. Elle rend des services incontestables partout où l'intensité de l'éclairage est l'indication principale (phares, voies publiques, monuments).

le vert, le jaune, etc., sont intermédiaires. Cette différence dans la longueur d'onde se traduit à l'œil par la sensation de *couleur*.

Les rayons dont la lumière solaire est composée sont mis en évidence soit par le prisme naturel des gouttes de pluie qui produit le phénomène de l'arc-en-ciel, soit par un prisme artificiel. Leur déviation ou réfrangibilité étant inégale suivant leur longueur d'onde, les rayons se séparent en traversant le prisme et deviennent apparents avec leur couleur distincte.

Les rayons lumineux ne diffèrent pas seulement entre eux par leur couleur, mais par leurs propriétés.

Les rayons violets possèdent une *action chimique* (réduction des sels d'argent dans la photographie).

Les rayons rouges et jaunes, et surtout les derniers, excitent plus spécialement la rétine. Ils sont principalement *lumineux, photogéniques*. Mais, de plus, ils transportent un grand nombre de rayons *calorifiques* qui chevauchent sur eux, suivant l'expression de Giraud-Teulon.

Ils apportent la chaleur en même temps que la lumière.

La lumière du gaz est très chargée de rayons jaune-rouge, de là sa richesse en calorique.

Peut-on s'en servir sans danger pour le travail appliqué des yeux dans vos ateliers, dans les écoles, etc.?

Cette question est fort intéressante et pleine d'actualité. Nous devons l'étudier aux points de vue théorique et pratique.

Au point de vue théorique, disons-le de suite, nous n'avons que des données fort incertaines et incomplètes (1).

Avant de nous prononcer théoriquement, nous devrions connaître en effet à fond la composition de la lumière électrique, produite non seulement par tel ou tel appareil, mais par tous les systèmes en usage (arcs voltaïques, lampes à incandescence, etc.).

Sa composition varie en effet suivant l'appareil et le milieu dans lequel elle prend naissance. « L'étincelle est violette dans l'air, rouge dans l'hydrogène, blanche dans l'oxygène; elle donne des raies brillantes, caractéristiques des métaux en vapeur fournis par les brûleurs. » (PONCET, *loc. cit.*)

Il est évident, à première vue, que la lumière violette des bougies Jablochkoff n'est pas identique à la lumière blanche des lampes Édison.

Nous demanderions encore une analyse rigoureuse de la lumière électrique *tamisée* par les verres dépolis ou autres.

Enfin, la composition de la lumière électrique étant définie dans toutes ses variétés, il resterait à déterminer son influence sur l'œil. Or l'action physiologique de la lumière en général et des différents rayons du spectre sur le milieu de l'œil, sur la rétine, sur la choroïde, est fort peu connue. Cette partie de la physiologie oculaire, d'une importance si grande, est presque entièrement à créer (2).

(1) Peu d'écrits ont été publiés sur ce point, et à part un mémoire assez ancien de Regnault, reproduit dans une conférence récente du professeur Bouchardat, les données positives sont excessivement rares. (Dr Poncet (de Cluny) *Progrès médical*, 1880, page 646.)

(2) Il est admis, d'une manière générale, que la lumière électrique est relativement pauvre en rayons rouges et jaunes, et très riche en rayons violets et ultra-violets.

On pourrait conclure de la rareté des rayons lumineux calorifiques (rouges et jaunes) que la lumière électrique ne diffuserait pas de chaleur. L'ex-

Nous n'insisterons donc pas sur l'étude théorique de la lumière électrique, et pour juger, autant qu'il est possible aujourd'hui, la valeur hygiénique de ce mode d'éclairage, nous nous en rapporterons aux expériences déjà faites et aux témoignages sérieux que nous pourrons recueillir.

En 1867, Foucault (1), à la suite d'expériences poursuivies dans ce but, accusait la lumière électrique d'irriter, non l'intérieur de l'œil, mais son épithélium, et de produire un trouble de la surface de la cornée, une conjonctivite avec rougeur érésypélateuse de la peau de la face, des paupières et du front. Foucault comparait l'effet de la lumière électrique à l'insolation ou au trouble de la vue produit par une longue exposition à l'éclat de la neige.

Ces accidents ne se sont renouvelés depuis qu'à de rares intervalles et chez des électriciens de profession, au milieu d'expériences de laboratoire.

« Depuis la généralisation de cet éclairage, à part une ou deux observations d'érythème, de conjonctivite, maladies légères, externes, et produites aussi souvent par le charbon ou le gaz, depuis quatre ou cinq ans, aucun journal de médecine ou d'ophtalmologie n'a publié de cas de lésions internes provenant de l'usage de cette lumière électrique. Et cependant les prophéties ont été effrayantes ! Les rayons chimiques ultra-violets, ébranlant fortement les molécules du tissu nerveux, devaient conduire à un épuisement amaurotique incurable. Où sont les observations? La bibliographie allemande, si minutieuse,

périence l'a confirmé et ce fait constitue un des principaux avantages de la lumière électrique.

Quant à sa richesse de rayons chimiques (violets et ultra-violets) plusieurs physiologistes, Reynault et Bouchardat entres autres, supposaient qu'elle devait être extrêmement dangereuse pour les membranes profondes de l'œil. Cette hypothèse toute théorique a été infirmée par l'expérience. MM. Javal et Poncet admettent même l'utilité des rayons chimiques au point de vue de l'hygiène oculaire, et leur opinion est rendue très plausible par la découverte de Boll (rouge rétinien), qui assimile l'impression lumineuse sur la rétine à l'action chimique de la lumière sur la plaque sensibilisée d'un appareil photographique (photographie rétinienne).

(1) Foucault, *L'Œil* (1867).

est absolument muette à cet égard et l'on peut affirmer, dès aujourd'hui, que de tels accidents seront beaucoup plus rares que les faits analogues provenant de la fatigue de l'organe avec le gaz ou l'huile. M. Boulard, qui a fait dans la *Revue scientifique* une comparaison impartiale des deux procédés, n'a reproduit aucun cas des lésions de l'œil par l'éclairage Jablochkoff (1).

« ... La physiologie de l'action de la lumière électrique nous est encore inconnue dans ses détails, mais les résultats pratiques peuvent s'enregistrer dès maintenant, et tous les témoignagnes de l'ouvrier et du savant confirment l'innocuité de cette nouvelle lumière de l'avenir (2). »

MM. Chevallereau, Trélat, Fieuzal concluent à l'innocuité de la lumière électrique. (*Revue d'hygiène*, 1881, page 954 et suivantes.)

Je citerai encore le témoignage du savant qui s'est le plus occupé, en France, des questions d'hygiène oculaire, M. le Dr Javal. « Dans mon opinion, la plupart des cas d'asthénopie se produisent chez les personnes qui travaillent sans être suffisamment éclairées, et la lumière électrique rendra le plus signalé service dès que son emploi, en se généralisant, amènera chacun à s'éclairer moins parcimonieusement. Au point de vue de l'hygiène oculaire, nous devons donc chercher si l'électricité permet, à prix égal, d'obtenir plus de lumière que les procédés usuels. Sous ce rapport, d'immenses progrès ont été accomplis. Les régulateurs ont été simplifiés ; le prix des baguettes de charbon s'est abaissé dans des proportions inespérées ; enfin, grâce aux inventions des Reynier, des Edison, la division de la lumière électrique s'obtient à frais bien moindres, si bien que la balance est enfin rompue en faveur de l'électricité ; les petites lampes Edison, Swom, Maximin, etc., fournissent une lumière moins vacillante et moins chère que celle du gaz.

« ... Il y a deux ans, mon distingué confrère, M. le Dr Poncet (de Cluny), publiait dans le *Progrès médical* deux articles

(1) Poncet (de Cluny), *Progrès médical*, année 1880, page 647.
(2) Poncet, *loc. cit.*, page 648.

où il étudiait la lumière électrique au point de vue de l'hygiène et concluait à sa parfaite innocuité. Les faits qui sont parvenus à ma connaissance depuis cette époque m'autorisent à me rallier sans réserve aucune à ses conclusions (1). »

L'accord est donc unanime parmi les hygiénistes les plus autorisés en pareille matière.

Les ouvriers de différentes usines ou ateliers dans lesquels la lumière électrique est mise en usage, les employés du Louvre, etc., sont du même avis.

J'ajouterai que j'ai pu me rendre compte moi-même à la fois de *l'intensité* et de la *douceur* de la lumière électrique soit à Paris, soit à Angers, dans de vastes ateliers dont le propriétaire, M. Rondeau, a bien voulu me faire visiter en détail l'installation d'éclairage.

Nous pouvons donc admettre ce premier point d'une importance capitale : l'innocuité de la lumière électrique sur la vue.

Mais ce n'est pas tout. La lumière électrique contient très peu de rayons calorifiques; elle n'échauffe pas l'air.

La lumière électrique se produit sans combustion. Elle ne dégage pas d'acide carbonique, oxyde de carbone et autres éléments nuisibles.

Dans une salle éclairée par la lumière électrique, vous n'éprouverez jamais cette sensation étouffante et pénible qui saisit lorsqu'on entre dans l'atmosphère brûlante et viciée par la lumière du gaz.

Tous ces avantages et d'autres d'un intérêt moins immédiat (2) donnent à la lumière électrique une supériorité incontestable.

On peut discuter l'effet de cette lumière sur les formes et les couleurs ; la teinte qu'elle donne dans un théâtre aux vi-

(1) Dr Javal, *Revue d'hygiène*, 1881, page 952.

(2) La lumière électrique n'expose pas aux fuites ni au danger d'incendie. Il est vrai que les machines puissantes employées à la production de l'électricité ne sont pas toujours maniées sans danger. Des hommes ont été tués (Lyon, Birmingham) par des décharges électriques; mais il sera beaucoup plus facile de se préserver de ces rares accidents que des fuites de gaz et des explosions et incendies auxquels elles donnent lieu.

sages, aux draperies, aux toilettes ; la manière dont elle fait ressortir, bien ou mal, les couleurs des tableaux, les formes des statues.

Nous n'avons pas à nous occuper ici de ce côté artistique.

Mais au point de vue exclusivement hygiénique auquel nous nous sommes placés, pour les travailleurs, pour ceux surtout dont les yeux sans cesse appliqués ont besoin d'un éclairage abondant, sans chaleur, sans action irritante, la lumière électrique est préférable à tout autre mode d'éclairage.

Toutefois l'emploi de la lumière électrique comme de toutes les autres lumières doit être soumis à certaines règles.

On a vivement reproché aux bougies Jablochkoff l'intensité blessante pour l'œil de leur foyer lumineux. Mais ce reproche pourrait s'adresser, du plus ou moins, à toutes les sources de lumière. La flamme d'une simple lampe est fatigante lorsqu'elle n'est pas recouverte d'un abat-jour. Le soleil lui-même devient extrêmement dangereux pour les imprudents qui fixent son globe éblouissant.

Il résulte de ceci que les bougies Jablochkoff ou autres foyers intenses devront être placés à une hauteur et dans une direction telles, que les yeux de l'ouvrier ne pourront les atteindre dans le cours de leur travail.

Mais pour votre genre de travail en particulier, les foyers puissants seraient-ils préférables aux petites lampes à incandescence suffisamment multipliées? C'est à l'expérience à prononcer. Je crois cependant, en laissant de côté la question économique, que la division de la lumière serait pour vous un avantage. Vous avez besoin d'une lumière vive et concentrée sur les manuscrits et les cassetins. Il me paraît qu'une lampe Edison de deux carcels affectée à chacun de vous donnerait de bons résultats ; cette lampe serait peut-être même réductible, parce que vous pourriez la rapprocher de votre travail et de votre tête sans redouter la chaleur si dangereuse dans l'éclairage au gaz.

Un abat-jour serait indispensable pour chaque lampe.

S'il se rencontrait des yeux présentant une impressionnabilité particulière à la lumière électrique, l'usage de verres teintés en jaune préviendrait toute irritation.

En résumé je proposerais pour un atelier modèle d'imprimerie les conditions suivantes d'éclairage :

Éclairage *naturel* bilatéral par des baies larges et hautes, l'éclairage principal venant du côté gauche.

La formule de l'éminent hygiéniste, M. le Dr Javal, serait applicable aussi bien à vos ateliers qu'aux écoles, « *assurer une quantité de lumière suffisante et même abondante à la place la moins favorisée de la salle.* »

Éclairage *artificiel* par la lumière électrique, avec foyers puissants placés à une hauteur suffisante ou, de préférence, avec la lumière divisée des lampes Edison ou autres.

A défaut de la lumière électrique, éclairage au gaz. Becs entourés de verres légèrement bleus, recouverts d'abat-jour en carton et placés à un mètre au moins au-dessus des cassetins. Dans ce dernier cas, les dimensions de l'atelier devraient être très étendues, surtout en hauteur, et la ventilation largement pratiquée.

Vous ne m'en voudrez pas d'avoir insisté aussi longuement sur la question de l'éclairage. Cette question est pour vous d'un très grand intérêt. Notre statistique, vous vous le rappelez, a été loin de donner des résultats satisfaisants. Or, si les lésions des yeux, trop nombreuses chez vous, sont, dans une certaine mesure, causées par la nature même de votre travail, je n'hésite pas à les attribuer aussi, pour une part au moins égale, à l'insuffisance d'éclairage naturel ou artificiel. Lorsque vos ateliers seront mieux éclairés, lorsque de larges fenêtres donneront accès au jour, lorsque la lumière électrique sera substituée à l'éclairage au gaz, l'hygiène oculaire aura réalisé pour vous un progrès important.

Messieurs, dans le travail que je viens de vous exposer, j'ai essayé d'ajouter un chapitre à l'étude si intéressante et si féconde de l'hygiène professionnelle.

Il n'avait pas été fait jusqu'ici, à ma connaissance, d'étude spéciale de l'hygiène de la vue chez les typographes. J'espère que mon travail vous sera utile à tous, soit par lui-même, soit en attirant l'attention des hygiénistes et provoquant de nouvelles recherches dans le même sens.

Je me fais un plaisir, en terminant, de vous rendre le témoignage qui vous est dû. J'ai trouvé chez vous tout ce que la vieille renommée des typographes me donnait le droit d'espérer. Votre empressement à vous rendre à mon appel, votre intelligence à saisir toutes les explications, la bonne grâce avec laquelle vous vous êtes prêtés à nos expériences ont singulièrement facilité ma tâche. Vous avez tous été pour moi de véritables collaborateurs et je garde, de mes relations avec vous, le plus sympathique souvenir.

# TABLE DES MATIÈRES



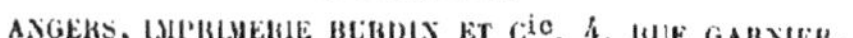

ANGERS, IMPRIMERIE BURDIN ET Cie, 4, RUE GARNIER.

www.ingramcontent.com/pod-product-compliance
Ingram Content Group UK Ltd.
Pitfield, Milton Keynes, MK11 3LW, UK
UKHW021521260726
13993UKWH00004B/1817